21 Tage Stoffwechselkur

21 perfekte Rezepte

Vorwort

Mit der Stoffwechselkur 21 haben bereits viele Tausend Menschen in Deutschland den Weg zu Ihrem Traumgewicht gefunden. Egal ob Figurformung oder erhebliche Gewichtsreduktion. Mit dieser Methode haben Sie eine Möglichkeit Ihrem Ziel ein großes Stück näher zu kommen.

Die Erfahrung zeigt dass Frauen im Durchschnitt 10 % Ihres Körpergewichts in den 21 Tagen verlieren und Männer 6-8 %.
Bei der Abnahme reden wir fast ausschließlich von Depotfett.
Die „Pölsterchen" schwinden an den richtigen Stellen, die Haut wirkt jünger (eigentlich dient diese Ernährungform der Entgiftung und Entschlackung). Man fühlt sich aktiver und vitaler.

Bei der Durchführung der Stoffwechselkur 21 kommt es meistens zu einer entscheidenden Frage: Was darf ich eigentlich essen? Gibt es Rezepte?

Mit dieser Sammlung erhalten Sie eine hilfreiche Unterstützung für die Ernährung während (und auch nach) der Stoffwechselkur.

Die Rezepte sind einfach dargestellt, einfach aufgebaut und für jeden, der eine Küche besitzt, einfach umzusetzen.

Ich wünsche an dieser Stelle viel Spaß beim kreieren der Speisen und freue mich darauf, dass Ihnen die kreativen und erfüllenden Momente widerfahren, die eine gesunde Ernährungsweise mit sich bringt.

Mit gesunden Grüßen

Ihr Tom Königs

Inhalt

Rezept 1	Zucchini-Spaghetti Bolognese
Rezept 2	Gemüsekuchen
Rezept 3	Curry Hühnchen
Rezept 4	Thunfisch Pizza
Rezept 5	Blumenkohlauflauf
Rezept 6	Steak mit Brokkolisalat
Rezept 7	„Falscher Reis" mit Gemüse
Rezept 8	Gefüllte Tomaten
Rezept 9	Gefüllte Paprika
Rezept 10	Tomaten-Basilikum-Suppe
Rezept 11	Puten-Frikadellen
Rezept 12	Zucchini Lasagne
Rezept 13	Hähnchenbrustsalat
Rezept 14	Lachs mit Blattspinat
Rezept 15	Gefüllte Zucchcini
Rezept 16	Gemüseomlett
Rezept 17	Rouladen mit Buschbohnen

Rezept 18   Gemüsesuppe

Rezept 19   Harzer Roller Chips

Rezept 20   Sauerkrautauflauf

Rezept 21   Hühnchen-Wraps

Nährwertangaben: Hier bleibt zu erwähnen, dass es sich bei Kohlenhydraten aus Gemüse um nicht verwertbare, also nicht relevante, Kohlenhydrate handelt. Diese können ohne Bedenken gegessen werden.

Rezept 1

Zucchini- Spaghetti Bolognese
Nährwertangaben (4 Pers.)

Eiweiß	110 Gr.
Kohlenhydrate	80 Gr.
Fett	56 Gr.
Kcal	1219

Zutaten: (4 Pers.)
- 4 Zucchini
- 500g. Putenhackfleisch oder Tatar
- eine Dose gehackte Tomaten
- 4 Fleischtomaten
- eine Zwiebel
- 1-2 Knoblauchzehen (gepresst oder gehackt)
- Gemüsebrühe 1-2 Teelöffel bei Bedarf (Seitenbacher)
- Pfeffer und Salz nach Bedarf

Zubereitung:

Zwiebel und Knoblauchzehen hacken und in der Keramikpfanne mit etwas Sprudel andünsten. Danach das Hackfleisch mitbraten und mit Pfeffer und Salz würzen. Im separaten Topf die Zucchini mit dem Sparschäler in Streifen, wie Spaghetti schneiden und darin dünsten. Bei Bedarf auch in Gemüsebrühe kochen. Die 4 Fleischtomaten hacken und zusammen mit den Tomaten aus der Dose zum Hackfleisch hinzufügen.

Rezept 2

Gemüsekuchen
Nährwertangaben (4 Pers.)

Eiweiß	132 Gr.
Kohlenhydrate	47 Gr.
Fett	63 Gr.
Kcal	1247

Zutaten: (4 Pers.)
- 1 Brokkoli
- 1 Blumenkohl
- eine Zwiebel
- 500g. Putenhackfleisch oder Tatar
- 2 Volleier
- 5 Eiklar
- Pfeffer und Salz nach Belieben

Zubereitung:

Brokkoli und Blumenkohl kochen. Zwiebeln andünsten, das Hackfleisch mitbraten und mit Salz und Pfeffer würzen. Die Volleier und das Eiklar vermischen und wieder mit Salz und Pfeffer würzen. Eine Kuchenform mit Backpapier auslegen und darauf die Zwiebeln mit dem Hackfleisch als Bodenbelag auslegen. Den fertigen Blumenkohl und Brokkoli klein hacken und über das Hackfleisch geben. Danach die Eiermischung gut verteilt über den gesamten Kuchen gießen. Bei 180° für 30 min. in den Backofen.

Rezept 3

Curry Hühnchen
Nährwertangaben (2 Pers.)

Eiweiß	127 Gr.
Kohlenhydrate	19 Gr.
Fett	7 Gr.
Kcal	662

Zutaten: (2 Pers.)
- 500g. Hähnchenbrustfilet
- eine Zwiebel
- Pfeffer, Salz und Curry
- 1-2 Esslöffel Magerquark
- Buschbohnen (1 Paket)

Zubereitung:
Die Zwiebeln mit etwas Sprudel andünsten und das Hähnchenbrustfilet mit braten. Das Ganze mit Pfeffer, Salz und viel Curry würzen. Während des Braten die Buschbohnen wie gewohnt bissfest kochen. Im Sud des Hähnchen 1-2 Esslöffel Quark hinzugeben für die Soße und nach Belieben nachwürzen.

Rezept 4

Thunfisch Pizza
Nährwertangaben (1Pers.)

Eiweiß	50 Gr.
Kohlenhydrate	21 Gr.
Fett	6 Gr.
Kcal	334

Zutaten: (1 Pers.)

- eine Dose Thunfisch (Bodenbelag)
- ein Vollei (Bodenbelag)
- ½ Zwiebel
- Paprika
- Champignons
- Harzer Roller (dünn drüber schneiden)
- Pfeffer, Salz und Oregano

Zubereitung:

den Thunfisch mit dem Vollei mischen und mit Pfeffer, Salz und Oregano mischen. Den Brei auf Backpapier zu einem Bodenbelag verteilen und für ca. 20 min. bei 180° knusprig backen. Danach den Belag wie Zwiebelringe, Paprika, Champignons und dünne Scheiben des Harzer Rollers (Menge nach Bedarf) belegen und nochmal für ca. 15-20 min. in den Ofen.

Rezept 5

Blumenkohlauflauf
Nährwertangaben (4 Pers.)

Eiweiß	97 Gr.
Kohlenhydrate	98 Gr.
Fett	21 Gr.
Kcal	952

Zutaten: (4 Pers.)

- 2 Blumenkohl
- 2 Dosen gehackte Tomaten
- 4 Volleier
- Belag: Paprika, Zwiebeln, Thunfisch, Champignons
- Bei Bedarf Harzer Roller
- Pfeffer, Salz, Basilikum

Zubereitung:

Beide Blumenkohl klein hacken oder raspeln und für 8-12 Minuten in der Mikrowelle garen. Die Eier mit Pfeffer und Salz würzen und mit dem gegarten Blumenkohl vermengen. Backofen auf 200° vorheizen. Die Masse auf ein mit Backpapier ausgelegtes Blech verteilen und für 10-15 min. in den Backofen. Den fertigen Boden aus dem Ofen nehmen und nun die gehackten Tomaten und den Belag wie Paprika, Zwiebeln, Thunfisch, Champignons und Harzer Roller belegen. Dies kommt für weitere 20 min. in den Ofen.

Rezept 6

Steak mit Brokkolisalat
Nährwertangaben (2 Pers.)

Eiweiß	86 Gr.
Kohlenhydrate	15 Gr.
Fett	15 Gr.
Kcal	524

Zutaten: (2.Pers.)

- 2 Rindersteaks 200g.
- 1 Brokkoli
- Pfeffer, eine Prise Salz, 1-2 EL Weißweinessig, ein Bund Lauchzwiebeln, evtl. Xucker/Stevia (natürliches Süßungsmittel)

Zubereitung:

Den Brokkoli wie gewohnt kochen. Die Lauchzwiebelen schneiden und mit dem Weißweinessig, Pfeffer, Salz evtl. ein wenig Xucker/Stevia und 2-3 EL Wasser mischen und über die Brokkoliröschen geben. Das Steak in Sprudel „medium" anbraten und evtl. in Alufolie 5 min. ziehen lassen.

Rezept 7

„Falscher Reis" mit Gemüse
Nährwertangaben (2 Pers.)

Eiweiß	23 Gr.
Kohlenhydrate	74 Gr.
Fett	3 Gr.
Kcal	350

Zutaten: (2 Pers.)

- 1 Blumenkohl
- Muskat
- Gemüse (250g. Champignons. 2 Paprika, 1 Zwiebel, 3-4Tomaten)
- Pfeffer und Salz

Zubereitung:

Den Blumenkohl klein hacken oder raspeln und für ca. 8 min. in der Mikrowelle garen, danach mit Muskat abschmecken. Das Gemüse in der Pfanne braten und mit Pfeffer und Salz würzen. Über den „falschen Reis" das Gemüse geben.

Rezept 8

Gefüllte Champignons
Nährwertangaben (2 Pers.)

Eiweiß	80 Gr.
Kohlenhydrate	16 Gr.
Fett	5 Gr.
Kcal	387

Zutaten: (2 Pers.)

- 8 Champignons
- 250g Hähnchenaufschnitt
- 1 Zwiebel
- Schnittlauch
- Harzer Roller (50 Gr.)
- Salz und Pfeffer

Zubereitung:

Den Backofen auf 200° vorheizen.
Die Champignons entstielen und die Stiele beiseitelegen. Den Hähnchenaufschnitt, Zwiebel, Schnittlauch und die Pilzstiele hacken und mit Pfeffer und Salz würzen. Die nun fertige Füllung in die Pilze geben und dünne Scheiben vom Harzer Roller über die Pilzköpfe legen. Das Ganze für 15-20 min. in den Backofen.

Rezept 9

Gefüllte Paprika
Nährwertangaben (4 Pers.)

Eiweiß	92 Gr.
Kohlenhydrate	42 Gr.
Fett	53 Gr.
Kcal	996

Zutaten: (4 Pers.)

- 4 rote Paprika
- 500gr. Putenhackfleisch
- 1 Zwiebel
- Petersilie
- Pfeffer, Salz

Zubereitung:

Backofen auf 180° vorheizen.
Die Paprika waschen, entkernen und die Deckel beiseitelegen.
Die Zwiebeln glasig dünsten. Das Putenhackfleisch mit der Petersilie, Pfeffer und Salz würzen und mit den Zwiebeln zusammen anbraten. Die Paprika mit der Hackfleischmasse füllen und die Deckel drüber legen. Das Ganze für 30 min. in den Backofen.

Rezept 10

Tomaten- Basilikum-Suppe
Nährwertangaben (4 Pers.)

Eiweiß	9 Gr.
Kohlenhydrate	42 Gr.
Fett	52 Gr.
Kcal	198

Zutaten: (4 Pers.)

- 800g reife Tomaten
- 1 Zwiebel
- 1 Zehe Knoblauch
- 250 ml. Gemüsebrühe (Seitenbacher)
- 8 Blätter Basilikum
- Salz und Pfeffer

Zubereitung:

Tomaten am Stielansatz einritzen und in kochendes Wasser tauchen. Die Tomaten mit kaltem Wasser abschrecken und danach würfeln. Basilikum, Zwiebel und Knoblauchzehe hacken und kurz mit Sprudel anbraten. Danach die gewürfelten Tomaten hinzufügen und mit der Gemüsebrühe auffüllen. Zum Schluss mit Pfeffer und Salz würzen.

Rezept 11

Putenfrikadellen
Nährwertangaben (4 Pers.)

Eiweiß	93 Gr.
Kohlenhydrate	14 Gr.
Fett	56 Gr.
Kcal	937

Zutaten: (4 Pers.)

- 500g Putenhackfleisch
- 1 Zwiebel
- 1 Ei
- Paprikapulver, Curry, Salz und Pfeffer

Zubereitung:

Die Zwiebeln klein hacken und in der Pfanne andünsten. Das Putenhackfleisch mit einem Ei, der Petersilie, Paprikapulver, Curry, Salz, Pfeffer und den gedünsteten Zwiebeln vermengen und Frikadellen formen. Die Frikadellen in der Pfanne anbraten.

Rezept 12

Zucchini-Lasagne
Nährwertangaben (4 Pers.)

Eiweiß	131 Gr.
Kohlenhydrate	69 Gr.
Fett	52 Gr.
Kcal	1269

Zutaten: (4 Pers.)

- 1kg Zucchini
- 500g Tatar
- 1 Zwiebel
- 1 Knoblauchzehe
- 1 Dose gestückelte Tomaten
- 1 Pck. körniger Frischkäse
- Salz, Pfeffer, Paprikapulver, Oregano

Zubereitung:

Zucchini längs schneiden und in der Pfanne anbraten. Zwiebeln und Knoblauch hacken und in der Pfanne andünsten. Das Tatar hinzufügen und mit Salz, Pfeffer, Paprikapulver, Oregano würzen und die Tomaten hinzugeben.

In einer Auflaufform im Wechsel die gebratenen Zucchinischeiben geben und dann die Tomaten-Tatarmasse drüber geben. Nach jeder Schicht Löffelweise den Frischkäse über das Hackfleisch geben. Mit der Hackfleischmasse und dem Frischkäse enden. Und das Ganze für 30 min. in den Backofen bei 200° backen.

Rezept 13

Hähnchenbrustsalat
Nährwertangaben (2 Pers.)

Eiweiß	81 Gr.
Kohlenhydrate	51 Gr.
Fett	6 Gr.
Kcal	567

Zutaten: (2 Pers.)

- Eisbergsalat
- 300g Hähnchenbrustfilet
- 1 Gurke
- 3-4 Tomaten
- 2 Paprika
- Petersilie, Schnittlauch, Lauchzwiebeln, 2-3 EL Weißweinessig, evtl. Xucker oder Stevia (natürliches Süßungsmittel)

Zubereitung:

Das Hähnchenbrustfilet in der Pfanne anbraten. Den Eisbergsalat, Gurke, Tomaten und Die Paprika schneiden und in eine Schüssel geben. Die Lauchzwiebeln klein schneiden und mit dem Weißweinessig, der Petersilie, dem Schnittlauch und evtl. etwas Xucker/Stevia vermengen und ebenfalls in die Schüssel geben. Zum Schluss die Hähnchenstücke in Streifen schneiden und über den Salat servieren.

Rezept 14

Forelle mit Blattspinat
Nährwertangaben (2 Pers.)

Eiweiß	90 Gr.
Kohlenhydrate	30 Gr.
Fett	24 Gr.
Kcal	724

Zutaten: (2 Pers.)

- 2 Stücke Forelle (ca.400g), Alufolie
- Zitrone
- 1 Zwiebel, 1 Knoblauchzehe
- 200g Cherry-Tomaten
- Pfeffer, Salz, Dill
- 500g Blattspinat

Zubereitung:

Die Forelle in Alufolie auf ein Backblech legen, halbieren und mit Zitrone beträufeln. Pfeffern und salzen von beiden Seiten. Die Zwiebel und den Knoblauch hacken und in der Pfanne andünsten. Zum Schluss die Cherry-Tomaten hinzugeben. Das ganze über den Fisch legen und mit Dill belegen. Für 30 min. bei 200° in den Ofen. Während dessen den Blattspinat kochen und mit Pfeffer und Salz würzen.

Rezept 15

Gefüllte Zucchini
Nährwertangaben (2 Pers.)

Eiweiß	16 Gr.
Kohlenhydrate	51 Gr.
Fett	2,5 Gr.
Kcal	242

Zutaten: (2 Pers.)

- 2 Zucchini
- 6 Tomaten
- 1 Zwiebel , 1 Knoblauchzehe
- 8 Champignons
- Salz, Pfeffer, Petersilie,Oregano

Zubereitung:

Die Zucchini halbieren, aushüllen und auf ein Backblech legen. Die Zwiebel und die Knoblauchzehe hacken und andünsten. Die Tomaten und Champignons schneiden und zu den Zwiebeln geben. Das Zucchinifleisch mit hinzugeben und mit Pfeffer, Salz und Oregano abschmecken. Die fertige Füllung in die Zucchinihälften geben und für ca. 20 min. in den Backofen bei 180°backen.

Rezept 16

Gemüseomelette

Nährwertangaben (2 Pers.)

Eiweiß	46 Gr.
Kohlenhydrate	27 Gr.
Fett	23 Gr.
Kcal	489

Zutaten: (2 Pers.)

- 4 Volleier und 2 Eiklar
- 1 Zwiebel
- 1 Paprika
- 6 Champignons
- Salz und Pfeffer
- 100 Gr. körniger Frischkäse

Zubereitung:

Zwiebeln, Paprika und Champignons schneiden. Die Eier mischen und mit Pfeffer und Salz würzen. Das Gemüse und die Eiermasse vermengen und in der Pfanne zu einem Omelette braten. Mit körnigem Frischkäse servieren.

Rezept 17

Rouladen mit Buschbohnen
Nährwertangaben (2 Pers.)

Eiweiß	65 Gr.
Kohlenhydrate	11 Gr.
Fett	16 Gr.
Kcal	438

Zutaten: (2 Pers.)

- 2 Rinderrouladen
- 2 Gewürzgurken
- Buschbohnen
- Pfeffer, Salz, Senf (Achtung vor verstecktem Zucker!)
- Gemüsebrühe (Seitenbacher)
- Zahnstocher oder Kordel

Zubereitung:

Die Rinderrouladen mit Pfeffer und Salz würzen und mit Senf einschmieren. Die Gewürzgurke klein schneiden und in die Roulade einrollen. Die Roulade mit einem Zahnstocher oder einer Kordel fest binden und scharf von beiden Seiten anbraten. Etwas Gemüsebrühe hinzufügen und eine Stunde im geschlossenen Topf/Pfanne auf mittlerer Stufe schmoren lassen. Die Buschbohnen im Wasser kochen.

Rezept 18

Gemüsesuppe
Nährwertangaben (2 Pers.)

Eiweiß	20 Gr.
Kohlenhydrate	69 Gr.
Fett	2 Gr.
Kcal	356

Zutaten: (2 Pers.)

- 1 Porree
- Sellerie
- 100g Erbsen fein
- 1 Dose gehackte Tomaten
- 1 Zucchini
- 1 große Zwiebel, 2 Knoblauchzehen
- 1 ½ L Gemüsebrühe
- 200g Stangenbohnen
- Lorbeerblatt
- Pfeffer, Salz

Zubereitung:
die Zwiebeln und die Knoblauchzehen anbraten. Den Porree, Sellerie und die Zucchini schneiden und mit den Stangenbohnen, und den Erbsen zu den Zwiebeln geben. Das Ganze mit Gemüsebrühe, den gehackten Tomaten auffüllen und mit einem Lorbeerblatt, Pfeffer und Salz würzen.

Rezept 19

Harzer Roller Chips
Nährwertangaben (2 Pers.)

Eiweiß	54 Gr.
Kohlenhydrate	0 Gr.
Fett	1 Gr.
Kcal	226

Zutaten: (2 Pers.)

- 200g Harzer Roller
- Paprikapulver
- Rosmarin
- Thymian

Zubereitung:

Den Harzer Roller in ca 1mm. dünne
Scheiben schneiden und auf ein mit
Backpapier ausgelegtes Blech legen. Mit
Paprikapulver, Rosmarin und Thymian
würzen und bei 200° für 10-15 min.
backen.

Rezept 20

Sauerkrautauflauf
Nährwertangaben (4 Pers.)

Eiweiß	159 Gr.
Kohlenhydrate	35 Gr.
Fett	34 Gr.
Kcal	1083

Zutaten: (4 Pers.)

- 1 Dose Sauerkraut
- 2 Pck. Körniger Frischkäse
- 500g Tatar
- 1 große Zwiebel
- Salz, Pfeffer, Paprikapulver

Zubereitung:

Zwiebeln klein schneiden und mit dem Tatar anbraten. Das gebratene Tatar in eine Auflaufform geben. Den Frischkäse mit den Gewürzen vermengen und unter das Sauerkraut mischen.
Das Sauerkrautgemisch über das Hackfleisch geben und für ca. 15 min. bei 200° in den Backofen.

Rezept 21

Hühnchen-Wraps
Nährwertangaben (2 Pers.)

Eiweiß	18 Gr.
Kohlenhydrate	26 Gr.
Fett	2 Gr.
Kcal	188

Zutaten: (2 Pers.)

- 4 große Blätter Eisbergsalat
- 4 Scheiben Hähnchenbrustaufschnitt
- ½ Gurke
- 3-4 Tomaten
- 4 El Naturjoghurt
- Paprikapulver, Curry, Schnittlauch
- Zahnstocher

Zubereitung:

In die großen Eisbergsalatblätter jeweils eine Scheibe Hähnchenbrustaufschnitt legen und in die Mitte des Blattes Gurke und Tomate füllen. Darauf einen EL Naturjoghurt mit Paprikapulver, Schnittlauch und Curry geben. Das Eisbergsalatblatt zu einem Wrap rollen und mit einem Zahnstocher fixieren.

Ich wünsche Ihnen viel Erfolg bei Ihrer Stoffwechselkur.

Für mehr Informationen WAS die Stoffwechselkur 21 ist und WIE Sie damit enorme Erfolge für Ihren Körper erzielen können, schreiben Sie uns einfach eine kurze E-Mail unter:

21stoffwechselkur@gmx.de

Ich wünsche Ihnen viele lebensverändernde Erlebnisse!

Ihr Tom Königs

www.ingramcontent.com/pod-product-compliance
Lightning Source LLC
Chambersburg PA
CBHW050522290526
45786CB00007B/2657